Docteur L. ALET

Travail de la Clinique Dermatologique de l'Antiquaille

CONSIDÉRATIONS

SUR LE

TRAITEMENT de la SYPHILIS

PAR LES

Injections intramusculaires quotidiennes

de novarsénobenzol à doses fractionnées

MACON
IMPRIMERIE GÉNÉRALE X. PERROUX & FILS
28, rue de la République, 28

1921

CONSIDÉRATIONS

SUR LE

TRAITEMENT de la SYPHILIS

PAR LES

Injections Intramusculaires quotidiennes

de novarsénobenzol à doses fractionnées

Docteur L. ALET

Travail de la Clinique Dermatologique de l'Antiquaille

CONSIDÉRATIONS

SUR LE

TRAITEMENT de la SYPHILIS

PAR LES

Injections intramusculaires quotidiennes

de novarsénobenzol à doses fractionnées

MACON

IMPRIMERIE GÉNÉRALE X. PERROUX & FILS

28, rue de la République, 28

1921

A mon Père et a ma Mère

A mon Frère

A mes Parents

A mes Amis

A mon Président de Thèse,

Monsieur le Professeur J. NICOLAS

*Professeur de Clinique dermatologique
à la Faculté de Médecine de Lyon*

Médecin des Hôpitaux

Chevalier de la Légion d'honneur

> Qu'il veuille bien recevoir ici l'expression de notre vive gratitude pour l'amabilité avec laquelle il nous a reçu dans sa clinique, pour l'enseignement précieux qu'il nous a donné, et pour l'honneur qu'il nous a fait en acceptant la présidence de cette thèse.

A Monsieur le Docteur G. MASSIA

Ex-chef de clinique dermatologique de la Faculté

> Nous lui sommes très reconnaissant de nous avoir inspiré le sujet de cette thèse et d'avoir été pour nous un guide sûr, tant à l'hôpital qu'au laboratoire.

A mes Maitres de la Faculté de Médecine de Lyon.

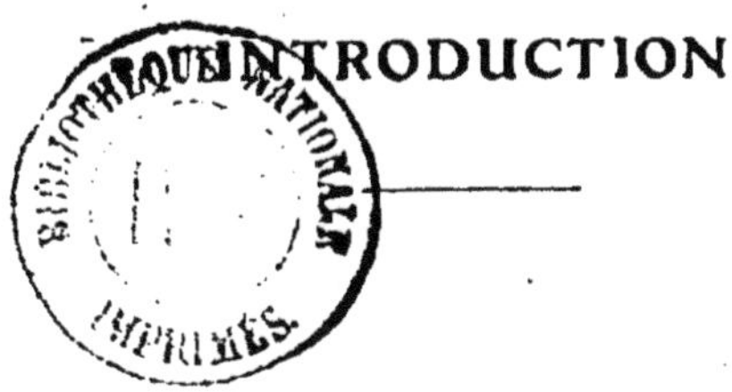INTRODUCTION

La syphilis a pris, dans le domaine de la pathologie, une importance telle, qu'à l'heure actuelle, si nous considérons le nombre d'êtres humains qui en sont atteints, soit par acquisition, soit par hérédité, nous pouvons indiscutablement la mettre au premier rang. « La gravité de la tuberculose elle-même, qui a atteint un nombre de soldats moins élevé, et dont le pouvoir de dissémination est moindre, le cède, à n'en pas douter, au point de vue national, à celle de la syphilis à l'heure présente. (LEREDDE.) » Entre autres calamités, la guerre récente est, sans aucun doute, pour une grande part dans l'extension de cette maladie. Mais ce qui explique aussi le chiffre élevé des syphilitiques dans nos statistiques actuelles, par rapport à 1910, par exemple, c'est que, d'une part, les médecins ont eu l'occasion, au cours de la guerre, de dénombrer officiellement les malades atteints et qui se savaient atteints, et de dépister ceux qui ne s'en doutaient pas ou ne voulaient pas se soigner ; d'autre part, et surtout, parce que chaque jour nous apprenons à mieux connaître, à mieux déceler les signes de l'hérédo-syphilis qui apparaît comme un facteur de plus en plus important en médecine infantile, où l'on s'aperçoit que le nombre des imprégnés par la toxine tréponémique s'accroît d'une façon colossale. M. Marfan insistait récemment, entre autres stigmates indices de vérole, sur le rachitisme à prédominance crânienne avec splénomégalie, sur les convulsions ou les végétations adénoïdes précoces, et Babonneix cite nombre d'encéphalopathies infantiles ressortissant à l'hérédo-syphilis. M. le professeur Hutinel vient de publier une étude sur les dystrophies causées par les lésions spécifiques qui atteignent la plupart des organes des nourrissons et, particulièrement, les glandes endocrines, dont l'influence sur la nutrition et le développement est considérable. Et que penser, à la suite des travaux de MM. Nicolas et Favre, dans lesquels ces deux auteurs ont montré qu'au point de vue anatomo-pathologique la cellule géante, qui était jusqu'ici considérée comme pathognomonique de lésion tuberculeuse, se rencontrait aussi, et même d'une façon plus schématique, dans les lésions syphilitiques, ce qui porte tout naturellement à conclure que de nombreux malades ont pu être étiquetés tuberculeux alors qu'ils étaient syphilitiques.

Contre une affection aussi redoutable pour la race et pour son avenir, quels moyens thérapeutiques avons-nous à notre disposition? En vérité, ils sont nombreux et efficaces et, depuis une dizaine d'années surtout, les progrès de la thérapeutique vont de front avec ceux de la clinique. Quand nous songeons aux moyens employés, il y a une cinquantaine d'années, contre ce terrible fléau, alors que l'on se contentait de frictionner le syphilitique avec de la pommade mercurielle, nous ne pouvons nier qu'un grand pas a été fait, non seulement dans le traitement, mais dans la prophylaxie de la syphilis, parce que nos remèdes actuels font disparaître beaucoup plus rapidement les accidents contagieux, notamment ceux de la période secondaire qui, comme l'a dit Rollet, sont la source principale à laquelle s'alimente la vérole.

CHAPITRE PREMIER

Médication antisyphilitique.
Aperçu sommaire.

Actuellement, trois médicaments dominent dans l'arsenal thérapeutique antisyphilitique : le mercure, l'arsenic et l'iodure de potassium. Pour ne pas sortir du cadre imposé par notre sujet, nous n'entreprendrons pas l'étude particulière et comparative de ces trois agents qualifiés spécifiques ; nous dirons seulement que l'on admet couramment que le mercure a une action spirochéticide certaine, démontrée par ses effets sur les manifestations de la syphilis, mais cependant moins prompte que l'arsenic qui, surtout l'arsénobenzol, a une action très nettement parasitotrope, action qui, d'après Ehrlich, serait directe ; mais nos moyens de laboratoire ne nous permettent pas encore d'affirmer s'il agit plutôt par neutralisation des toxines et en provoquant la production des anticorps. Quant à l'iodure de potassium, on s'accorde à lui reconnaître une action énergique surtout contre les accidents tertiaires et dans les phases latentes des périodes secondaire et tertiaire.

De l'arsenic, on a tiré de nombreux composés et, sans

faire une étude critique de tous les arsénos, nous pouvons dire qu'à l'heure actuelle le novarsénobenzol est le composé arsenical le plus employé, bien que quelques auteurs, comme MM. Queyrat et Marcel Pinard, soient partisans résolus de l'arsénobenzol, à cause de son activité plus grande. Un nouveau composé arsenical, le sulfarsénol, de Lewnhof-Wyld, étudié par Lévy-Bing et Gerbay, donne, paraît-il, d'excellents résultats; il résulte de la combinaison de la base du salvarsan et d'une molécule de sulfate acide de soude, et a l'avantage de n'être pas oxydable, donc de ne pas devenir toxique par altération à l'air.

Le novarsénobenzol est le résultat de la combinaison du dioxydiamidoarsénobenzol avec le formaldéhyde sulfoxylate de soude; malheureusement, il est très altérable à l'air, mais il est moins toxique que l'arsénobenzol, dont il contient 66 2/3 pour 100. Il a sur l'arsénobenzol l'avantage de former une solution neutre et de ne nécessiter qu'une quantité minime de solvant. La méthode d'introduction dans l'organisme actuellement la plus employée est celle des injections intraveineuses concentrées et croissantes : on commence par 0,15 centigr. ou 0,30 centigr. dans les syphilis primaires, et on va jusqu'à 0,90 centigr. et même certains jusqu'à 1 gr. 20 (Milian), en 6 ou 8 injections, tandis que dans les syphilis secondaire et tertiaire, on part de doses plus faibles, 0,10 centigr. ou 0,15 centigr., pour monter progressivement jusqu'à 0,75 centigr. ou 0,90 centigr.; enfin, dans les syphilis nerveuses, rénales, aortiques, etc., on ne fait pas d'injections supérieures à 0,30 centigr.

A côté de cette méthode généralement employée, d'autres le sont avec plus ou moins de succès. Labbé et Gendron ont préconisé, dès 1916, dans la dermo-syphilis, à la période secondaire, les injections répétées intraveineuses quotidiennes et à petit taux de novarsénobenzol. De même, Sicard et Roger utilisaient le même procédé des doses faibles et prolongées jusqu'à 6 et 9 grammes. Emery et Lévy-Bing pratiquent également volontiers cette cure par injections fréquentes et à petites doses. La voie rectale a été utilisée : on s'est servi soit de suppositoires dosés à 0,20 centigr. ou 0,25 centigr. de novar, soit de lavements aux doses moyennes de 0,90 centigr. par semaine administrées en une seule fois dans l'eau distillée ou le sérum physiologique avec addition de X à XII gouttes de teinture d'opium. Les résultats ont été bons, mais inférieurs à ceux que donnent les injections intraveineuses. D'autre part, la voie sous-cutanée a été utilisée depuis longtemps par certains syphiligraphes. Poulard l'emploie dans la syphilis oculaire. Enfin, la voie intramusculaire n'a pas été moins employée. Lors de l'introduction du premier salvarsan, on s'était adressé uniquement à l'injection sous-cutanée ou musculaire, mais on ne tarda pas, en raison des mécomptes locaux : douleurs, abcès, escarres, à utiliser la voie intraveineuse. M. le professeur Fabre injectait, en 1912, chez les petits hérédo-syphilitiques, la dose de 0,05 centigr. de 606 dissous dans un c. c. d'eau distillée, mais il constatait une induration persistant plusieurs semaines et même, chez l'un d'eux, un abcès d'abord, puis un kyste qui mit quatre mois à disparaître. Spillmann s'en servait d'une façon systématique en suspension huileuse. Takahashi, en 1914, constata que le salvarsan, injecté dans les muscles, provoque leur nécrose, que le foyer d'injection est envahi par un tissu de granulation, qu'il s'enkyste et ne se répare que très lentement, avec une cicatrice quelquefois calcaire. Il est évident qu'avec de pareils accidents on devait abandonner l'injection intramus culaire d'arsénobenzol. Quand survint le novarséno-benzol, la même voie fut essayée.

A la Société Médicale des Hôpitaux (1920), le professeur Minet, de Lille, a attiré l'attention sur l'administration sous-cutanée du novarsénobenzol, dont il est un des partisans convaincus. Rappelant que cette méthode est d'usage courant dans les services hospitaliers de MM. Sicard, Poulard, Emery, etc., il signale qu'à l'étranger, MM. Boyet, Troisfontaine, Ecke et Wechselmann, Tosarello, l'emploient couramment. Sa technique, d'ailleurs assez semblable à celle que nous exposerons plus loin, est d'une grande simplicité : il emploie le novarsénobenzol d'abord en dissolution dans l'eau bidistillée, ensuite dans la novocaïne à très faible dose, et maintenant dans une solution stérilisée de glucose à 47/1000. Il se sert d'une très faible quantité de solvant (1 c. c. à 1 c. c. 1/2).

Les résultats lui ont toujours paru excellents : le médicament est bien supporté et l'action thérapeutique très sûre. M. Minet considère cette méthode, avec injections quotidiennes de 0,10 centigr., 0,15 centigr. ou 0,20 centigr. de novarsénobenzol, pendant quinze jours, _ avec interruption variant de quinze jours à deux mois, suivant l'intensité désirée, comme une des plus efficaces. Malgré les critiques très vives de M. Leredde à la Société de Médecine de Paris (1920), critiques que M. Minet essaye de réfuter par divers arguments, ce dernier reste convaincu que « la méthode des doses petites, répétées, sous-cutanées, est la méthode de choix dans la thérapeutique novarsenicale ».

A première vue, on pourrait penser que cette méthode est inapplicable. On sait, en effet, les accidents locaux que quelques gouttes de la solution concentrée de novarsénobenzol, injectées sous la peau du bras au cours d'une injection intraveineuse, peuvent produire. Comment se fait-il donc que, sous-cutanées ou intra-musculaires, elles soient supportées? Nous avons voulu nous rendre compte de ces faits, sans parti pris, et c'est le résultat de ces observations que nous apportons ici.

CHAPITRE II

Le traitement de la syphilis par les injections intramusculaires de novarsénobenzol.
Technique de l'Antiquaille.

M. le professeur Fabre écrivait, dès 1912, à propos du traitement de l'hérédo-syphilis, qu'avec le néosalvarsan en injection intramusculaire, la réaction immédiate était moins intense, disparaissait plus rapidement et ne laissait plus trace d'induration; les doses employées étaient de 0,05 centigr. en solution dans 1 c. c. d'eau distillée. « Ce qui serait actuellement le plus difficile à déterminer, écrivait-il encore, faute de documents cliniques, c'est le nombre d'injections nécessaires et le temps qui doit séparer les unes des autres. » Ainsi donc, l'idée n'est pas nouvelle, mais ce qui manquait, c'est un traitement méthodique permettant de conduire le syphilitique ou l'hérédo-syphilitique, sinon à la guérison, du moins à la neutralisation des toxines spirochétiques, c'est-à-dire l'institution d'une méthode basée sur l'expérimentation et qui soit à la fois curative et préventive.

D'autre part, ces solutions de 914 dans l'eau pure causaient des douleurs intolérables. D'autres syphiligraphes eurent recours aux suspensions huileuses, comme Spillmann avait fait pour le 606, mais elles n'étaient pas exemptes d'inconvénients : nodosités, surtout chez le vieillard, quand le produit arrive à s'épancher dans l'hypoderme, et danger d'embolie si l'on pique une veine. Ce sont ces raisons qui ont poussé le professeur Balzer à employer le novarsénobenzol en solution glucosée gaïacolée stovaïnée, qui a sur les précédentes de grands avantages : injections indolores ou presque, faciles à faire, n'amenant pas de nodules douloureux et écartant les dangers d'embolie, car le produit ne coagule pas le sang et se trouve facilement dissous par le sérum sanguin auquel il se mêle parfaitement.

La technique que nous employons à l'Antiquaille est simple, et ce caractère de simplicité est déjà un avantage. Le solvant dont nous nous servons est une solution aqueuse soit de novocaïne, soit d'allocaïne Lumière à 1 pour 100. La quantité de novarsénobenzol injectée est en principe de 0,15 centigr. Mais, chaque fois que le malade présente une légère réaction à cette dose, nous descendons à 0,10 centigr. Nous aspirons donc avec une seringue en verre de 2 c. c., dite seringue de Lüer, 1 c. c. de la solution de novocaïne ou d'allocaïne Lumière que nous reversons aussitôt dans l'ampoule contenant le novarsénobenzol; celui-ci se dissout facilement et rapidement, en donnant une coloration jaune d'or très limpide. Nous aspirons à nouveau dans la seringue cette solution et nous pratiquons l'injection intramusculaire en deux temps : après asepsie de la région, nous enfonçons une aiguille de 3 à 4 centimètres profondément ; cette longueur est suffisante ordinairement, sauf pour les personnes très grasses, car il n'est pas nécessaire que l'aiguille soit dans la profondeur du muscle, pourvu qu'elle soit au-dessous de l'aponévrose. Nous nous assurons, avec un cône de coton hydrophile introduit dans la douille de l'aiguille, que nous n'avons pas piqué une veine ; nous ajustons la seringue et nous poussons lentement la solution. Enfin, nous retirons brusquement l'aiguille et, entre le pouce et l'index gauches, nous pinçons légèrement la peau à l'endroit de la piqûre. Il est complètement inutile de mettre quoi que ce soit au point de la piqûre : pansement, tampon au collodion, etc.; une injection bien faite ne doit laisser s'écouler ni sang ni solution.

Quant à la région où la piqûre doit être faite, elle se trouve suffisamment vaste pour que l'on n'ait pas à piquer deux fois au même endroit. En effet, on peut choisir, à gauche ou à droite, soit la région fessière, soit la région dorso-lombaire. Dans l'une et l'autre il n'y a pas de points d'élection : que ce soit aux points de Barthélemy, de Fournier, de Galliot ou de Smirnoff, l'essentiel est d'agir loin des gros troncs nerveux et des vaisseaux. Or, la région supéro-externe de la fesse, c'est-à-dire l'espace qui sépare le grand trochanter de la crête iliaque et en se rapprochant de celle-ci, est celle, d'ailleurs classique, qui répond aux exigences ci-dessus. Pour la région dorso-lombaire, on peut faire coucher le malade sur le ventre, repérer avec l'index gauche l'apophyse épineuse de la vertèbre, à la hauteur de la crête iliaque pour commencer, tendre la peau entre l'index et le médius, et enfoncer l'aiguille à un travers de doigt de l'index. Nous avons dit que la première injection peut se faire à la hauteur des crêtes iliaques; on peut ainsi remonter jusqu'au niveau de l'angle inférieur de l'omoplate. On doit toujours enfoncer l'aiguille perpendiculairement, de manière à ce que sa pointe s'arrête à la partie supérieure de l'épaisseur du muscle. On a, là encore, un vaste champ d'intervention.

Enfin, nous faisons des injections tous les jours, soit de 0,15 centigr., soit de 0,10 centigr., et cela pendant vingt-cinq ou trente jours consécutifs pour une cure, c'est-à-dire que nous oscillons, pour la dose totale, entre 3 gr. 75 et 4 grammes de novarsénobenzol, suivant l'âge, le sexe, le poids, la tolérance du sujet et la gravité de la syphilis.

Nous avons traité de cette façon vingt-quatre malades, dont on lira plus loin les observations, et nous ajoutons que, chaque fois que nous avons pu le faire, nous avons obéi à la tyrannie du Wassermann, car nous ne voudrions pas que l'on écrivît, à propos de notre travail, ce qu'un auteur écrivait récemment dans un journal médical à propos d'un travail analogue : « Tout traitement antisyphilitique qui ne se référera pas à ces recherches biologiques, peut être considéré comme n'ayant pas fait sa preuve. » Nous sortirions entièrement du cadre de notre sujet si nous nous livrions ici à une étude approfondie de la valeur de la séro-réaction de Bordet-Wassermann. Mais nous dirons néanmoins que, en tant que praticien, nous ne

devons estimer qu'à leur juste valeur les services limités
qu'elle peut rendre, en attendant qu'on l'ait remplacée
par d'autres moins complexes et vraiment spécifiques,
et que nous ne devons pas interrompre un traitement
parce que la réaction de Wassermann est devenue négative, ni le continuer indéfiniment parce qu'elle reste
positive. Et nous ne tenons pas ce langage uniquement
parce que nous sommes un élève de l'école de l'Antiquaille et pour conserver ce que l'on pourrait appeler
la tradition de la maison, mais bien parce que notre
maître, M. le professeur Nicolas, s'est tant de fois atta-
ché, par une critique saine et lumineuse, à nous montrer les fréquentes contradictions que l'on rencontre
tous les jours, et que tous les syphiligraphes ren-
contrent, entre les résultats de la séro-réaction de
Bordet-Wassermann et les examens cliniques. Or, entre
la clinique et la séro-réaction, il n'y a pas à hésiter.
Celle-ci n'est qu'un moyen de contrôle et, comme le dit
Lévy-Bing, on ne peut pas se baser exclusivement sur
elle pour instituer, continuer ou suspendre un traitement.

CHAPITRE III

OBSERVATIONS

1° HOMMES.

OBSERVATION I

S... J., 28 ans. Entre le 20 septembre 1920 avec un chancre géant du prépuce et volumineux œdème préputial. Ganglions syphiloïdes des deux côtés; roséole papuleuse généralisée. Pas d'accidents buccaux. On le met au traitement par les injections intramusculaires quotidiennes de 0,15 centigr. La 1re injection est très douloureuse, le malade reste au lit tout le jour. Les suivantes sont admirablement supportées. La roséole disparaît au bout de quatre piqûres. Mais à la 10e, et deux heures après, frissons, et température s'élevant à 40°4; le lendemain matin, 38°; on ne lui injecte que 0,10 centigr.; pas de réaction. On continue à ce taux. A la 13e injection, le malade présente une violente poussée d'urticaire, sans fièvre. Devant ce signe d'intolérance, on interrompt le traitement pendant quelques jours. Le chancre est amélioré, mais non cicatrisé. Après quatre jours de repos, on reprend à 0,10 centigr. Mais on arrête à nouveau, car, six heures après cette injection, le malade éprouve une sensation de froid, avec malaise général, sans température. On reprend trois jours après à 0,10 centigr. Cette fois, le malade supporte très bien toutes les injections

et l'on arrête le traitement après 29 piqûres, formant un total
de 3 gr. 40 de novarsénobenzol. Le malade sort guéri. Séro-
réaction de Bordet-Wassermann négative.

OBSERVATION II

M... G., 22 ans. Entre le 6 octobre 1920 avec des accidents
secondaires multiples : syphilides érosives du gland et du
prépuce, plaques muqueuses de l'amygdale et du voile du
palais; adénopathie généralisée. Le malade est mis au traitement intramusculaire à 0,15 centigr. Toutes les injections
sont très bien supportées, sans aucune réaction subjective ou
objective. A la 5ᵉ injection, les syphilides du gland sont cicatrisées, mais les plaques muqueuses persistent jusqu'à la
19ᵉ piqûre, à partir de laquelle tous les accidents ont disparu. Le malade sort guéri après 24 injections à 0,15 centigr.
Séro-réaction négative.

OBSERVATION III

B... S., 50 ans. Entre le 22 septembre 1920 pour un accident
chancriforme tertiaire de la face dorsale du prépuce, sans
autre lésion. Traitement au novarsénobenzol intramusculaire
à 0,15 centigr. tous les jours. On fait 22 injections, sans que
le malade présente la plus petite réaction. Il sort, guéri, le
29 octobre.

OBSERVATION IV

M... A., 22 ans. Entre le 29 octobre 1920 avec des accidents
secondaires multiples : plaques muqueuses du gland et de la
bouche, plaques interdigitales du pied droit. Alopécie diffuse.
On le met au traitement. Après 6 injections à 0,15 centigr.,
les syphilides des orteils sont épidermisées. A la 15ᵉ, on constate la cicatrisation des plaques muqueuses du gland; à la 23ᵉ,
celle des plaques de la bouche. On fait en tout 27 injections
à 0,15 centigr., et le malade sort, guéri, le 6 décembre. Séro-
réaction positive à l'entrée, négative à la sortie.

OBSERVATION V

R... L., 45 ans. Entre le 13 septembre 1920 avec de nombreux accidents secondaires : condylomes plats des bourses, plaques muqueuses de la gorge et des lèvres. On lui fait 9 injections intramusculaires quotidiennes, à la dose de 0,15 centigr., après lesquelles les lésions sont complètement cicatrisées. On reprend alors le traitement hebdomadaire intraveineux.

OBSERVATION VI

M... E., 37 ans. Entre le 13 septembre 1920 avec trois chancres papuleux du menton et des ganglions syphiloïdes sous-maxillaires. On le met immédiatement au traitement intramusculaire à 0,15 centigr. Après 30 injections, toutes très bien supportées, le malade sort guéri. Séro-réaction de Wassermann négative.

OBSERVATION VII

T... L., 19 ans. Entre le 10 septembre 1920 pour accidents secondaires : condylomes des bourses, plaques muqueuses du voile du palais et des amygdales. Alopécie en clairières. On fait 23 injections intramusculaires à 0,15 centigr., sans que le malade présente la moindre réaction. Les condylomes des bourse étaient guéris à la 20° injection.

OBSERVATION VIII

K... O., 21 ans. Entre le 20 septembre 1920 avec des accidents secondaires : plaques muqueuses de l'amygdale gauche et des deux piliers du voile. Leucoplasie buccale marquée. Le traitement est très bien supporté, tant au point de vue local qu'au point de vue général. Mais les plaques muqueuses ne peuvent être cicatrisées qu'après 20 injections.

OBSERVATION IX

S... A., 28 ans. Entre le 13 septembre 1920 avec une ulcération du prépuce au voisinage du frein et une roséole maculeuse et papuleuse généralisée. Le malade est mis aussitôt au
traitement : dès la 2ᵉ injection, l'éruption d'éléments papuleux est arrêtée. A la 6ᵉ, on note qu'elle est en voie de disparition. Jusqu'ici, les injections ont été bien supportées, tant
au point de vue subjectif qu'au point de vue objectif. Mais à
la 7ᵉ, réaction violente : frissons, tremblement, température
montant jusqu'à 40°2. On descend alors au taux de 0,10 centigr.; après deux injections à cette dernière dose, on note
chez le malade : sensation de froid sans frissons, céphalée
sans envie de vomir, pas de barre épigastrique, température
39°2 et apparition d'une légère éruption urticarienne. On
décide d'arrêter les piqûres pendant quatre jours. A la suite
de la reprise à 0,10 centigr., le malade se plaint de légère
céphalée, sans frissons, et de fourmillements dans les doigts.
C'est un malade nerveux et inquiet. Les injections suivantes
sont assez bien supportées; à signaler une douleur de la
jambe gauche persistant pendant six jours. On arrive à
injecter ainsi, par fractions de 0,10 centigr., 2 gr. 60 de novar.
Les accidents sont guéris. La séro-réaction de Wassermann
donne un résultat négatif.

OBSERVATION X

G... P., 29 ans. Entre le 1ᵉʳ octobre 1920 avec des accidents
secondaires multiples : syphilides papuleuses du tronc et des
membres, papules du cuir chevelu, plaques muqueuses commissurales des lèvres, syphilides plantaires et plaques muqueuses interdigitales des deux pieds, dont une d'allure gangréneuse; condylomes de l'anus, plaques muqueuses du sillon
balano-préputial. Ce malade est mis aussitôt au traitement
par le novar intramusculaire.

Les plaques interdigitales, qui étaient très douloureuses, au point d'empêcher le sommeil, ne le sont plus après la 4ᵉ injection. Après la 6ᵉ on note un début de cicatrisation au niveau des plaques interdigitales et de la commissure labiale. L'éruption papuleuse s'efface nettement. A la 9ᵉ piqûre, les plaques muqueuses commissurales ont disparu, la roséole papuleuse est à peu près complètement effacée. Après la 11ᵉ injection, on constate que les plaques du gland sont sèches, celles des espaces interdigitaux aussi, sauf celles d'allure gangréneuse; la roséole est effacée. A la 20ᵉ piqûre, tous les accidents ont disparu. On fait en tout 24 injections à 0,15 centigr., qui ont été admirablement supportées par le malade. La séro-réaction de Wassermann donne un résultat positif faible (H¹, H¹, H¹, H³).

OBSERVATION XI

A... Mohamed, 16 ans. Entre le 25 octobre 1920 pour accident primitif du fourreau. La 1ʳᵉ injection, faite au taux de 0,15 centigr., amène une température de 38°3, sans que le malade présente d'autre trouble. Les suivantes sont bien supportées, jusqu'à la 9ᵉ, qui cause une température de 40°5 le soir même et 39°4 le lendemain matin, sans vomissement, mais une violente céphalée. On arrête les piqûres. Au bout de deux jours, la température étant redevenue normale et le malade se sentant mieux, on reprend prudemment au taux de 0,10 centigr. Mais, de nouveau, le soir même, température de 40° avec céphalée, sans autre signe. On décide d'abandonner définitivement le novar.

OBSERVATION XII

B... G., 24 ans. Entre le 15 octobre 1920 pour des accidents secondaires : roséole maculo-papuleuse généralisée; syphilides palmaires et du fourreau; plaques muqueuses de la lèvre supérieure, de la langue et de l'amygdale droite; syphilides végétantes de l'aile du nez; syphilides plantaires et plaques interdigitales des deux pieds. Traitement immédiat par le novar intramusculaire à 0,15 centigr.

Après 4 injections, pour lesquelles le malade n'a présenté qu'une légère douleur locale, on constate que la roséole est en voie d'amélioration, les papules sont affaissées, les syphilides de l'aile du nez sont guéries, les plaques muqueuses de la lèvre et de l'amygdale à peu près cicatrisées, celle de la langue guérie. A la 10° piqûre, on note la cicatrisation des plaques muqueuses buccales, mais la roséole est encore visible. On fait en tout 24 injections à 0,15 centigr., bien supportées par le malade, et au bout desquelles le malade sort guéri. Séro-réaction négative.

OBSERVATION XIII

S... G., 37 ans. Entre le 5 novembre 1920 pour des accidents secondaires : plaques muqueuses du gland et de la bouche, syphilides papuleuses du fourreau et de l'aine droite. Nous faisons 30 injections à 0,15 centigr., qui sont toutes très bien supportées; la séro-réaction est négative.

2° FEMMES.

OBSERVATION XIV

G... C., 25 ans. Entre à l'hôpital le 11 octobre 1920 avec de multiples accidents secondaires : condylomes de l'anus et plaques muqueuses vulvaires; syphilides périvulvaires; leucomélanodermie du cou; alopécie en clairières. La malade est mise au traitement par le novar intramusculaire à 0,15 cent.

Quelques heures après la 1re injection : frissons, céphalée, pas de nausées, température 38°2. La 2e, faite le lendemain, amène les mêmes phénomènes, bien que la malade soit restée au lit constamment. A cause de cela et aussi parce qu'elle présente une série de folliculites et de furoncles à la région vulvo-périnéale, on arrête les piqûres pendant une dizaine de jours. Au moment de la reprise, on constate la guérison des condylomes de l'anus et des plaques vulvaires, et cela après deux seules injections à 0,15 centigr., On reprend au taux de 0,10 centigr., et, à part une légère douleur locale et un peu de céphalée le premier jour, on n'a rien de particulier à noter. On arrive à injecter à la malade un total de 3 gr. 90 de novar, après quoi tous les accidents sont guéris. La séro-réaction reste positive.

OBSERVATION XV

F... J., 19 ans. C'est une malade qui, à la suite d'une première série de novar intraveineux, a vu ses accidents secondaires récidiver sous forme d'exulcérations des grandes lèvres et de la région ano-vulvaire. Deuxième série en janvier 1920, troisième en mai, au cours de laquelle on note une petite crise nitritoïde. Quatrième série en août (0,15, 0,30, 0,15); à la suite de la 3e injection intraveineuse, nouvelle crise nitritoïde légère. Ellé rentre dans la clinique le 17 septembre pour suivre un traitement au novar intramusculaire. Elle présente, à ce moment, des plaques vulvaires avec condylomes de l'anus. Après 7 injections à 0,15 centigr., n'ayant causé aucune réaction, les lésions vulvaires sont cicatrisées. On continue pour consolidation et on fait en tout 13 injections, toutes très bien supportées.

OBSERVATION XVI

S... C., 32 ans. Entre le 16 septembre 1920 pour une sciatique. Il s'agit d'une malade dont l'accident primitif remonte à septembre 1917. Elle a déjà subi quatre séries de novar intraveineux, la dernière faite en juillet-août 1920. On la traite par le cyanure intraveineux; mais au bout de 4 injections survient une stomatite mercurielle. La malade est mise au traitement par le novar intramusculaire à 0,15 centigr. A la suite de la 1re piqûre, malheureusement pratiquée aussitôt après le repas, on note une violente réaction : frissons, tremblements, nausées, céphalée, pas de barre épigastrique, pâleur de la face, température 38°. Ces accidents ont éclaté un quart d'heure après l'injection.

Les injections suivantes sont bien supportées, car elles sont toutes faites la malade étant à jeun. Néanmoins, à la 7e piqûre, bien que cette dernière condition ait été respectée, la malade éprouve des troubles analogues, cependant beaucoup plus légers. On descend alors au taux de 0,10 centigr., et ces injections sont bien supportées. Alors que le cyanure avait été sans effet sur la sciatique, celle-ci est améliorée par le novar. Mais, au bout de 15 injections, on est obligé de s'arrêter, la malade présentant aux deux fesses, à l'endroit des piqûres, une induration douloureuse.

OBSERVATION XVII

R... D., 24 ans. Entre le 16 septembre 1920 avec des condylomes de la grande lèvre droite. La malade est traitée par le novar intramusculaire à 0,15 centigr. Les injections sont bien supportées. Après la 15e, la plupart des condylomes sont cicatrisés. Tous les accidents sont guéris après 22 injections.

OBSERVATION XVIII

C... M., 18 ans. Entre le 22 septembre 1920 avec des condylomes périvulvaires. On commence une deuxième série de novar intraveineux, mais, à la suite de la première injection, la malade a des vomissements et une température de 38°2.

On décide de continuer le traitement par le novar intramus-culaire à 0,15 centigr. A chacune des six premières injections, apparition de céphalée, sans vomissements, et température régulière de 38° le soir. On arrête les piqûres un jour : la malade n'a ni fièvre ni céphalée. On reprend au taux de 0,10 centigr. et ces injections sont bien supportées. On fait en tout 14 injections, donnant un total de 1 gr. 70. Tous les accidents sont guéris.

OBSERVATION XIX

B... L., 20 ans. C'est une malade qui a eu une crise nitritoïde à la suite de la 2° injection d'une série intraveineuse. Elle est mise au novar intramusculaire à la dose de 0,15 centigr. On ne note rien de particulier jusqu'à la 6° injection qui, pratiquée après le repas, amène une légère crise nitritoïde. Les injections suivantes sont très bien supportées. Mais après la 8°, on constate, au niveau de la fesse droite, une zone d'induration profonde, un peu douloureuse, sans rougeur ni empâtement superficiel. On arrête le traitement par le novar intramusculaire.

OBSERVATION XX

P... M., 50 ans. Entre le 12 octobre avec des accidents secondaires multiples : papules du cuir chevelu, de la face, du cou, du corps. Syphilides végétantes du sillon naso-génien; condylomes axillaires, vulvaires et péri-anaux. Roséole maculeuse généralisée. Syphilides palmaires et plantaires, plaques interdigitales des pieds. La malade est mise aussitôt au traitement par le novar intramusculaire à 0,15 centigr. Elle supporte bien les piqûres, sauf une très légère douleur locale sans empâtement ni induration. On constate, après 8 injections, la diminution de l'éruption papuleuse et la disparition des syphilides du sillon naso-génien; les condylomes vulvaires sont encore saillants, mais desséchés; les plaques interdigitales des pieds sont à peu près guéries; mais la roséole maculeuse persiste. La malade sort complètement blanchie après 21 injections à 0,15 centigr. La séro-réaction de Wassermann reste positive.

OBSERVATION XXI

P... A., 28 ans. Entre le 13 octobre 1920 pour des accidents secondaires : roséole papuleuse sur la face, maculeuse sur la poitrine, le ventre, les flancs, les cuisses. Plaques muqueuses de l'anus et de la bouche.

On établit le traitement au novar intramusculaire à 0,15 centigr. Aussitôt après la 1re injection : réaction d'Herxheimer marquée, la roséole est exagérée. On continue la série de piqûres, sans que la malade présente de réaction d'intolérance. A la 7e, la roséole est presque effacée, les plaques muqueuses ont disparu. A la 13e, tous les accidents sont effacés. On arrête après un total de 21 injections à 0,15 centigr. Séro-réaction négative.

OBSERVATION XXII

M... O., 18 ans. A la suite d'une série de 4 injections intraveineuses, cette malade a présenté des phénomènes d'intoxication : barre épigastrique, arsénobenzolides, du tronc surtout, et subictère, principalement marqué aux conjonctives. Trois mois après cette série, on fait à la malade un traitement prolongé au cyanure; mais les accidents secondaires, sous forme de condylomes vulvaires, qu'elle présentait, sont encore très abondants. En raison de son intolérance au novar intraveineux et de l'impuissance du cyanure, on met la malade au novar intramusculaire à 0,15 centigr. Après 6 injections, on constate une grande amélioration quant aux condylomes, qui ne sont plus suintants. On fait en tout 23 injections, qui ont été bien supportées; mais les condylomes ont été lents à s'effacer. Séro-réaction positive.

OBSERVATION XXIII

M... M.-R., 49 ans. Il s'agit d'une malade qui, au cours d'une deuxième série de novar intraveineux, entre la 4ᵉ et la 5ᵉ injection, présente un accident secondo-tertiaire de l'avant-bras droit, lésion papulo-squameuse indurée, à contours irréguliers, formant, tout autour du noyau induré central, une aréole très nette, ces deux éléments étant séparés l'un de l'autre par une lésion cicatricielle. La séro-réaction, faite à ce moment, est positive. La malade est mise au traitement par le novar intramusculaire à 0,15 centigr. On fait 20 injections, qui sont toutes très bien supportées. La lésion disparaît.

3° ENFANT.

OBSERVATION XXIV

G... J., 19 mois. Hérédo-syphilitique ayant présenté, à l'âge de 3 mois, des accidents secondaires de la région périnéale. Venu à terme; père et mère syphilitiques. En l'espace d'un an, on lui fait trois séries d'huile grise. En juillet dernier, il est amené à l'hôpital avec une ulcération du sillon inter-fessier, du cornage et une difficulté extrême à respirer. Il est traité par l'huile grise. Ramené en novembre avec des phénomènes laryngés intenses : dyspnée violente, tirage très marqué, cornage, suffocation, état inquiétant. Le petit malade est mis au traitement par le novar intramusculaire à la dose de 0,05 centigr., tous les deux jours, dissous dans un demi-centimètre cube d'une solution aqueuse de novocaïne à 1 pour 100, car les enfants supportent mal les alcaloïdes.

Au bout de 3 injections, on note une amélioration considérable des phénomènes dyspnéiques et la disparition du
cornage. La maman dit que, depuis la 3ᵉ injection, il n'a plus
d'accès de suffocation, ni la nuit ni le jour. En même temps,
l'enfant a repris de l'appétit et dort bien. Donc, amélioration
au point de vue général. On continue le traitement jusqu'à
18 injections, toutes bien supportées, qui amènent une séda-
tion complète des accidents dont était atteint le petit malade.

CHAPITRE IV

Avantages et inconvénients des doses fractionnées.

Comme nous le disons plus haut, cette méthode qui consiste à n'injecter à la fois, mais fréquemment, que de faibles doses d'un composé arsenical, n'est pas nouvelle. Mais elle a de quoi tenter tous les praticiens qui redoutent les nombreux aléas des fortes doses qui, par suite de la petite quantité de solvant employée avec le novarsénobenzol, font courir tous les dangers des doses concentrées, méthode actuellement déconseillée par plusieurs auteurs. Parmi ceux-ci, Queyrat écrit que la méthode des doses concentrées est mauvaise et dangereuse, et il conseille de revenir à l'arsénobenzol, dont il dissout 0,10 centigr. avec 50 c. c. de sérum chloruré.

Or, quels sont ces dangers que font courir les fortes doses ?

En vérité, nous avons à déplorer de nombreux cas de mort, non seulement en France, mais en Allemagne, où des adversaires déterminés des composés arsenicaux ont poussé des députés, au Reichstag, à réclamer la publication des statistiques des cas de mort, la fixation d'une dose maxima et la non obligation du traitement arsenical pour les soldats et les prostituées. En France, un statisticien relève 229 cas de mort publiés chez des adultes et 30 cas chez des enfants hérédo-syphilitiques, et les cas de mort non publiés modifieraient certainement beaucoup les statistiques. Les explications, qui ont été fournies à ce sujet, sont nombreuses et plus ou moins satisfaisantes, et il en sera ainsi tant que le métabolisme des arsenicaux dans l'organisme restera plein d'inconnues. Les uns mettent en cause l'anaphylaxie, dans les cas où la mort est survenue après la deuxième injection, chez des sujets ne présentant aucune contre-indication à l'emploi de l'arsenic. D'autres attribuent l'accident à une violente réaction d'Herxheimer, par suite de la trop grande masse de toxines mises en liberté par la destruction d'un grand nombre de spirochètes. Quand une injection trop forte a eu pour résultat de graves troubles gastro-intestinaux, ou hépatiques, ou rénaux, avec une terminaison fatale, l'explication par l'action toxique découle d'elle-même, car, pour le foie en particulier, on nous a toujours enseigné que l'arsenic était, avec le phosphore et l'alcool, un des trois grands poisons de cet organe.

A côté de ces cas de mort, en somme peu nombreux si on pense au chiffre des malades traités, on relève, à la suite d'injections de fortes doses, des accidents qui nécessitent la cessation, au moins temporaire, du traitement arsenical et une reprise ultérieure avec une extrême prudence, et non sans une certaine appréhension de la part du praticien. Ce sont d'abord la fièvre, la température pouvant s'élever jusqu'à 40°, avec frissons violents; puis une angoisse, un malaise général, avec accidents vaso-moteurs de la face qui devient cyanosée, barre épigastrique, syndrome caractérisant ce que Milian a appelé la crise nitritoïde. On rencontre d'autres accidents qui paraissent dépendre de l'intoxication, telle l'albuminurie, telles ces éruptions cutanées caractérisées par du prurit, des érythèmes, tel l'ictère, qui peut dépendre toutefois soit d'une action directe du médicament, soit d'une réaction de Herxheimer hépatique, tels les phénomènes nerveux, parfois légers, signes avant-coureurs d'une intoxication grave, précédant les accidents, dits neurotropes, caractérisés par une hypertension du liquide céphalo-rachidien, des symptômes méningitiques, des paralysies des nerfs crâniens.

Nous passerons sur les effets secondaires légers, tels que : dépression ou agitation, état de lassitude, d'inquiétude générale, nausées, diarrhée, qui peuvent d'ailleurs s'observer aussi bien avec les petites qu'avec les fortes doses.

Il ressort de ceci que le novarsénobenzol est un remède toxique qui doit être manié avec une grande prudence. Et ce tableau d'accidents, tous tragiques, quelques-uns mortels, n'est certes pas fait pour encourager l'emploi des doses fortes. C'est ce qui a engagé certains auteurs à se tourner, d'une manière résolue et définitive, vers l'emploi des doses fractionnées.

Est-ce à dire que, par le moyen des faibles doses, on n'ait pas à craindre ces accidents et que, de plus, les résultats thérapeutiques soient aussi bons? S'il en était ainsi, chaque médecin n'hésiterait pas un seul instant à faire sienne la méthode. C'est donc que le procédé des doses fractionnées, à côté d'avantages certains, offre des inconvénients qui, pour les uns, priment ces avantages, alors que, pour les autres, ils paraissent négligeables. Nos observations, toutes prises avec une extrême minutie — les malades ont été examinés chaque jour — et un grand souci d'exactitude, sans parti pris, s'accordent à nous montrer la valeur des moyens thérapeutiques que cette méthode met à notre disposition.

Et, d'abord, nous met-elle à l'abri d'accidents mortels? Nous croyons fermement que oui, car nous ne connaissons pas de cas de mort publié après l'emploi de cette méthode, et pourtant de nombreux auteurs l'ont, non seulement préconisée, mais essayée chez de nombreux malades, entre autres Balzer et Sicard, qui ont pu traiter ainsi des milliers de malades. Nous n'envisageons pas, évidemment, les cas de mort survenus à la suite d'une telle médication, beaucoup trop prolongée, car la cause peut en être attribuée à l'accumulation de l'arsenic dans les organes.

Mais si elle semble nous éviter les accidents mortels observés avec les doses fortes, notre méthode nous permet-elle de soumettre le malade à un traitement arsenical, nous ne dirons pas intensif, mais suffisant, sans avoir à redouter les crises nitritoïdes toujours impressionnantes? A cette question, nous répondrons nettement non. En effet, sur cinq cents injections, environ, pratiquées sur nos vingt-quatre malades, nous avons assisté à une crise nitritoïde et à deux crises syncopales, signalées dans les observations XVI et XIX. On pourrait faire remarquer que la crise nitritoïde est survenue chez une malade qui n'aurait peut-être pas eu à en souffrir si les conditions normales requises pour une injection de 914 avaient été respectées, surtout avec les antécédents que cette malade présentait. Même objection pour la malade de l'observation XVI, qui a eu sa crise syncopale le jour où l'injection fut faite après le repas; pourtant elle éprouva les mêmes troubles, plus légers il est vrai, lors de la 7ᵉ piqûre, bien que celle-ci fût pratiquée avant le repas.

Si ces deux cas ne tranchent pas nettement la question, par suite des objections fondées qu'on peut leur faire, voici en tout cas une observation qui apporte une preuve irréfutable à ce que nous avançons plus haut :

OBSERVATION XXV (*résumée*)

M... D., 38 ans. C'es une malade qui vient à l'hôpital pour une dermatose prurigineuse du bras droit et qui n'a rien de syphilitique. Il s'agit d'une lymphodermie cutanée. Elle est traitée par le novarsénobenzol. Mais, comme elle a présenté de violentes réactions, et même des accidents assez graves, avec les doses progressives intraveineuses, on essaie le 914 en injections intramusculaires à doses fractionnées. Après la 2ᵉ piqûre à 0,15 centigr., la malade ressent, le lendemain, des malaises tels que céphalée, anorexie sans vomissements, coliques, soit des phénomènes moyens d'intolérance. Elle se repose huit jours, au bout desquels on reprend les piqûres, mais à 0,10 centigr. Le lendemain de cette reprise : vomissements, coliques, état congestif de la face, barre épigastrique, bref une crise nitritoïde prolongée, obligeant la malade à garder le lit plusieurs jours. Le novarsénobenzol est abandonné, et remplacé par le cacodylate de soude à 0,05 centigr., 0,10 centigr., 0,15 centigr., qui, entre parenthèses, est très bien supporté.

On voit donc, par cette observation, que les doses fractionnées ne mettent pas du tout à l'abri des accidents toxiques immédiats. Elles ne protègent pas plus pour les autres accidents d'intolérance et, en particulier, pour la fièvre. Nous en avons un exemple très net dans l'observation XI, où, deux fois, nous avons noté une température de plus de 40°, la première après une injection à 0,15 centigr., la deuxième après 0,10 centigr., ce qui nous a obligé à abandonner le traitement arsenical.

Ces accidents ne sont pas les seuls que l'on ait à noter avec les doses fractionnées. MM. Massia et Gaté, dans une étude récente, ont signalé avoir vu cinq fois, sur quarante cas étudiés, se produire des éruptions cutanées, peu graves, surtout urticariennes ou érythémateuses simples, survenues chez des malades traités par des doses fractionnées et fréquentes de novarsénobenzol. Sur nos vingt-quatre malades, nous avons noté deux éruptions urticariennes, dans les observations I et IX. Hudelo, Montlaur et Bodineau, pratiquant des injections tous les deux jours, virent six fois, sur vingt et un malades, se développer des accidents cutanés. Sicard et Roger ont fait les mêmes constatations, et récemment Brin signale deux cas d'érythrodermies dont, cependant, il n'accuse pas expressément la méthode des doses faibles et rapprochées d'être la cause, mais plutôt le dosage total qui serait trop fort : 5 à 10 grammes en moyenne. Le plus souvent, ces accidents cutanés sont bénins et rares, et ils semblent moins fréquents avec les injections hebdomadaires.

Mais, d'un autre côté, par l'emploi des doses fractionnées, nous croyons n'avoir pas à redouter ces réactions rénales ou hémorragiques signalées après les injections de doses massives, ni ces phénomènes d'apoplexie séreuse, si redoutables parce qu'on ne saurait les prévoir, et qui surviennent chez les malades vers la deuxième ou la troisième injection faite hebdomadairement à dose forte. Pour M. Sicard, il y aurait là une phase de méditation anaphylactique que seule la technique de la dose fractionnée répétée paraît devoir briser, et il écrit : « Pour un même taux global de novarsénobenzol injecté dans une égale période de temps, les injections quotidiennes ou pratiquées tous les deux jours, à petites doses, donnent une sécurité et une innocuité que ne saurait revendiquer l'injection hebdomadaire. »

Ceci n'est pourtant pas l'avis de M. Milian, qui affirme que les petites doses répétées n'empêchent pas les accidents anaphylactiques et qu'elles ne mettent pas à l'abri de la mort. Mais les preuves manquent à l'appui de ces affirmations, et nous persistons à croire que les doses fractionnées, pour un même taux global, offrent plus de sécurité que les doses massives.

Au point de vue de l'influence curative des doses faibles sur les accidents syphilitiques, les avis sont partagés. Les uns constatent qu'elles amènent, dans un délai très court, leur disparition. C'est ce que nous avons signalé dans plusieurs de nos observations, notamment les observations II, III, V, VII, IX, X, XII, XIV, XV, XVII, XX, XXII, où nous avons obtenu un blanchiment rapide de l'organisme, puisque, quelquefois en quatre injections, c'est-à-dire quatre jours après le début du traitement, des syphilides avaient disparu. D'autres auteurs affirment que plusieurs doses fractionnées n'agissent jamais aussi bien qu'une seule dose forte et, pour appuyer leur dire, ils prennent comme argument la comparaison suivante : A quelqu'un qui souffre d'une simple névralgie, vous ne donnerez pas 0,50 centigr. d'aspirine par fractions de 0,05 centigr., parce que vous savez bien que, de cette façon, vous n'agiriez pas. A quoi nous pouvons répondre que, pour l'arsenic, la question de son élimination entre en jeu. Car nous pouvons soutenir, et cela paraît avoir été démontré par Stuhmer, que l'arsenic du novarsénobenzol s'élimine très rapidement et que, quatre jours après une injection à dose forte, les spirochètes ne subiront plus les effets du médicament, alors que la même dose, mais fractionnée, continuera d'agir. D'autres auteurs ont soutenu que l'élimination de l'arsenic était très longue, puisqu'on en révélait la trace dans les urines deux mois après l'injection. En réalité, d'après des travaux récents, on pourrait considérer pour le novarsénobenzol introduit dans l'organisme deux fractions : une insoluble, ce serait celle qui agirait, et une autre soluble, qui ne ferait que traverser l'organisme et sortir soit par le rein, soit par l'intestin, soit par la peau. Reste à savoir si une dose forte unique ne donne pas une fraction insoluble, donc agissante, moindre qu'une même dose mais fractionnée, ou encore s'il n'y a pas ralentissement de l'élimination par les injections répétées : c'est du moins l'avis de Lockemann. Et cette façon d'envisager les choses paraît être exacte, car un auteur allemand, Fleig, s'appuyant

sur des données expérimentales, disait, en 1913, du
606 : « L'activité thérapeutique est en relation avec
l'insolubilisation initiale du produit injecté, et celle-ci
est en rapport direct avec la durée de séjour du produit dans l'organisme et en rapport inverse avec sa
vitesse d'élimination. » C'est le *corpora non agunt
nisi fixata* d'Ehrlich. Nous verrons plus loin qu'à ce
point de vue, non seulement la dose fractionnée est un
avantage, mais que l'injection faite intramusculaire-
ment est encore une amélioration.

On a fait un grand reproche à la méthode des doses
fractionnées : celui de créer des races de tréponèmes
arséno-résistants qui, plus tard, provoqueront des accidents difficilement curables par l'arsenic. Cette doc-
trine paraît avoir été démentie par l'expérimentation,
notamment par les travaux de l'Institut Pasteur et par
les expériences de Rothermundt et de Dale, faites à
l'instigation et sous la direction de Kolle, directeur à
Berne de l'Institut universitaire de recherches sur les
maladies infectieuses. Ces expériences, calquées sur
celles, célèbres, d'Ehrlich et de Hata sur le choléra des
poules, ont montré qu'il était impossible de créer chez
la poule des races de spirochètes arséno-résistants.

Mais si la méthode des doses faibles quotidiennes est
satisfaisante pour le blanchiment de l'organisme, si, en
d'autres termes, elle nous permet de guérir les accidents visibles de la syphilis, elle ne semble pas stériliser le malade aussi parfaitement que la méthode
classique des doses croissantes et hebdomadaires. Plusieurs auteurs, qui ont employé et préconisé cette mé-

thode, avouent franchement cet inconvénient. Marcel Labbé et Gendron appuient leur opinion sur les résultats du laboratoire : après plusieurs traitements par les doses fractionnées, ils n'ont pas pu rendre négative la séro-réaction de Bordet-Wassermann. Nous l'avons constaté également quatre fois; mais sept fois sur onze nous avons réussi à rendre la séro-réaction négative.

On reproche encore aux doses fractionnées de ne pas permettre au malade de tenter la chance, problématique peut-être, en tout cas discutable, du traitement abortif. Leur emploi, en effet, nous éloigne de la *therapis sterelisans magna* du début, qui voulait la dose massive par voie intraveineuse. Or, pour qu'une cure arsenicale ait des chances de faire avorter l'infection, il faut qu'elle soit tout de suite très énergique, et l'expérience nous montre chaque jour que, dans ce cas, il est préférable d'attaquer le spirochète par des vagues d'assaut progressivement croissantes. Certains observateurs autorisés ont publié des faits de réinfection (Milian, Queyrat, Bettmann) qui, bien que très discutés, peuvent faire admettre la guérison comme très vraisemblable, quoiqu'elle n'ait pas pu être prouvée absolument à cause de nos méthodes actuelles d'investigation. Ce serait là un gros avantage des doses massives pour le traitement de la syphilis à la période primaire. Si les novarsénicaux doivent être maniés avec le maximum de prudence et de sécurité, ils doivent l'être aussi avec, pour but, le maximum d'action; et, dans les syphilis primaires, nous ne devons pas hésiter, chaque fois, à faire courir au malade cette chance de guérison. C'est pourquoi, à cette période de l'infection, la méthode des doses fractionnées doit, à notre avis, laisser la place à celle des doses massives.

Pour la période secondaire, nous avons obtenu, par la méthode des doses fractionnées, de bons résultats, puisque nous avons réussi, dans des temps relativement courts, à traiter efficacement les accidents cutanés. Mais si, quelquefois, nous avons pu, en moins de huit jours, obtenir la cicatrisation de condylomes ou de plaques muqueuses, comme dans les observations X, XII, XX et XXII, en général notre méthode n'a pas été plus rapide qu'avec l'injection hebdomadaire classique. Or, puisque dans l'un et l'autre cas la durée de la cure sera d'environ un mois, il est probable que si le malade peut supporter sans accident les doses progressives, il préférera subir cinq ou six piqûres plutôt que vingt-cinq ou trente.

Quant aux accidents secondo-tertiaires ou tertiaires, nous pensons que la situation doit être envisagée de la même façon. Les résultats des observations III et XXIII ne nous montrent pas un avantage marqué des doses fractionnées sur les doses massives, du moins pour les accidents cutanés ou cutanéo-muqueux. Mais il n'en est pas de même pour les syphilis viscérales, en particulier pour ces syphilis fragiles hépatiques ou rénales où le novarsénobenzol doit être manié avec de grandes précautions, de même que dans la syphilis cérébrale. C'est alors que triomphera la méthode des doses fractionnées, car ce que l'on demandera dans ce cas au novarsénobenzol, ce n'est pas une action prompte et énergique, mais une action continue. « A maladie chronique, traitement chronique », dit Sicard, et il soigne tous ses syphilitiques nerveux par des injections quotidiennes de 0,15 centigr. de 914. De cette façon, on évite tout branle-bas à un organisme déjà déficient et on garde la faculté d'interrompre le traitement sans dommages ultérieurs, au cas de susceptibilité arsenicale ou d'accidents d'intolérance.

Une autre grande indication de la méthode des doses fractionnées se trouve dans le traitement de l'hérédosyphilis chez le nourrisson. De trop fortes doses, en effet, pourraient faire naître des bactériolyses très dangereuses pour l'enfant. Dans le cas unique que nous avons traité, nous avons injecté, tous les deux jours, 0,05 centigr. de novarsénobenzol, dissous avec 1/2 c. c. d'une solution de novocaïne à 1 pour 100. Ces injections ont été remarquablement bien supportées, malgré la prévention que l'on pourrait avoir pour la novocaïne chez un enfant de quelques mois. Nous avons obtenu de cette façon, et au bout de 18 injections, une amélioration considérable chez ce petit malade dont l'état, au début, était inquiétant.

Pour comparer les deux méthodes des doses fractionnées et des doses massives, nous avons fait ressortir les accidents que l'on pouvait ou craindre ou éviter, suivant que l'on employait l'une ou l'autre méthode. Mais, en fait, ces accidents surviennent assez rarement et, dans l'immense majorité des cas, la méthode des doses massives est très bien tolérée. Toute thérapeutique active et efficace restera toujours tributaire de certains aléas, et c'est justement parce que la médication novarsénicale est puissante qu'elle n'est pas exempte d'incidents et même de dangers. Ce n'est pas parce que, dans quelques rares circonstances, elle a pu susciter des accidents graves, qui deviendront de plus en plus rares au fur et à mesure des perfectionnements apportés à l'arsénothérapie, que nous devrons, de parti pris, nous cantonner dans telle méthode. En thérapeutique, avec la façon particulière et jamais identique de réagir que possède chaque organisme vis-à-vis d'un médicament, on ne peut pas établir de règle fixe et immuable. Telle façon d'agir réussira chez l'un, alors qu'elle sera nuisible ou insuffisante chez l'autre, d'où la nécessité d'avoir plusieurs cordes à son arc.

CHAPITRE V

Avantages et inconvénients des injections intramusculaires.

Comme nous le disons plus haut, la voie intramus·
culaire, pour l'injection des composés arsenicaux, a
été essayée dès l'introduction de ces médicaments dans
la thérapeutique antisyphilitique. Malheureusement, on
a eu de nombreux déboires, surtout locaux, et une des
grandes causes qui firent abandonner cette voie, fut la
douleur qu'elle provoquait, indépendamment des es
carres ou des enkystements qui venaient parfois s'a·
jouter à cet inconvénient. Si Balzer fut un des premiers
à employer cette voie d'une façon méthodique et systématique, c'est qu'il avait trouvé, avec M. Beauxis-
Lagrave, le moyen d'obvier aux accidents précédents.

A l'heure actuelle, rares sont les syphiligraphes qui
emploient la voie intramusculaire pour la médication
arsenicale. La méthode classique réserve celle-ci aux
injections mercurielles, tandis que les injections arse-
nicales se font par la voie intraveineuse. Est-ce parce
qu'on estime que l'arsenic agit moins bien de cette

façon ou parce que les accidents en sont plus nombreux et plus fréquents? Nous allons voir qu'il n'en est
rien.

Une des premières conditions à l'emploi des injections intramusculaires est la suppression complète des
ennuis locaux. Puisqu'une injection intraveineuse bien
faite ne cause au malade aucun accident, localement, il
faut, pour que l'injection intramusculaire soit admise
par lui, qu'elle offre les mêmes qualités. Balzer, avec sa
solution glycosée sirupeuse, a fait, au cours de la
guerre, 150 injections intramusculaires, deux fois par
semaine, sans avoir jamais eu aucun accident méri-
tant d'être signalé. Dans nos observations, où la douleur même la plus légère a été notée, nous n'avons vraiment à signaler que les malades des observations XVI
et XIX, qui ont présenté une induration douloureuse
des fesses, minime et sans conséquence, mais pour laquelle nous avons préféré arrêter les piqûres, bien que
tout le territoire dorso-lombaire nous fût encore acces-
sible. Nous pouvons donc dire qu'en général les injections, au point de vue subjectif, sont bien supportées. Il en est de même au point de vue objectif : car
nous n'avons jamais constaté ni nodosités, ni escarres,
ni enkystements, ni névrites.

Guérit-on aussi bien les accidents syphilitiques par
la voie intramusculaire que par la voie intraveineuse?
Les résultats de nos observations sont probants à ce
sujet, et pour certaines même (observations X, XII,
XX, XXII), ils sont éloquents. Il est donc certain que
l'arsenic agit tout au moins aussi bien par la voie intramusculaire. Agit-il mieux? Certains auteurs le pré-

tendent : Léonard, de Londres, en a tenté l'expérience, mais a basé ses résultats sur la réaction de Wasser-mann. A doses presque identiques de novarsénobenzol, il a obtenu, sur 500 syphilitiques environ, primaires ou secondaires, 95 pour 100 de séro-réactions négatives avec les injections intramusculaires, et 88,5 pour 100 avec les injections intraveineuses. Nous n'estimons pas que ces résultats soient réellement en faveur de l'une ou l'autre méthode.

Une autre voie, très étudiée en ce moment, est la voie sous-cutanée; de nombreux syphiligraphes l'ont essayée et en sont satisfaits, non seulement pour le 914, mais pour un nouvel arsenical, le sulfarsénol. Wechselmann prétend que l'hypoderme résorbe mieux que le muscle pauvre en lymphatiques. L'avenir nous dira si la voie sous-cutanée est préférable aux autres.

Si par l'injection intramusculaire on parvient à soigner aussi bien la syphilis, peut-on, par ce moyen, éviter les accidents parfois si graves causés par la bru-talité de l'injection intraveineuse? Wechselmann a établi une statistique de cas de mort survenus après des injections de salvarsan : 21 cas après les injections sous-cutanées et intramusculaires, et 103 après les in-jections intraveineuses. Il semblerait donc, d'après ce résultat, que l'arsenic soit moins nocif par la voie musculaire, et nous sommes persuadés que sa nocivité doit être réduite au minimum, si l'on a soin encore de l'employer à doses fractionnées. En effet, l'injection intraveineuse serait logique si, par son emploi, on par-venait à stériliser définitivement l'infection spiroché-tique. Mais, une fois la période primaire franchie, qui peut prétendre obtenir un tel résultat, tout en employant une dose supportée par l'organisme? Et, bien plus, M. Sicard exprime l'opinion que « le novarsénobenzol introduit d'emblée dans la veine à dose moyenne, et surtout hebdomadaire, au cours de la syphilis secondaire, va provoquer, par son contact soudain, brutal, avec le tréponème, une réaction tréponémique vers les viscères et, peut-être même, avec une certaine affinité vers les centres nerveux, puisque les exemples d'accidents neurotropiques survenus dans ces conditions sont loin d'être exceptionnels. Ainsi sera créé, si le traitement n'est pas rigoureusement poursuivi, un foyer d'amorce initiale pour la neuro-syphilis chronique ». Et il conclut : « L'injection sous-cutanée ou intramusculaire, par son mécanisme d'absorption plus lente, ne paraît pas prédisposer à de telles surprises. » Ces neuro-récidives, si angoissantes pour l'avenir du malade, dues à une stérilisation incomplète, mais beaucoup plus rares actuellement, probablement parce que les traitements se font d'une manière plus énergique, n'ont jamais été observées par le professeur Balzer, également, avec les injections intramusculaires.

Ce fait a paru être expliqué par les expériences que M. Sicard a faites avec MM. Kohn-Abrest et Paraf, et desquelles il semble résulter que l'imprégnation viscérale, et particulièrement la fixation sur les centres nerveux, est plus marquée avec les injections cutanéomusculaires qu'avec les intraveineuses, et que l'élimination du novarsénobenzol, après une injection intraveineuse, se fait plus rapidement qu'après une injection cutanéo-musculaire. Nous en revenons à ce que nous disions à propos des doses fractionnées et de l'élimination des arsénobenzols : c'est toujours le *corpora non agunt nisi fixata* d'Ehrlich. Et, à ce propos, M. Sicard cite une trentaine d'observations de syphilis nerveuses chroniques (tabès ou paralysie générale), survenues chez des malades traités par l'injection intraveineuse hebdomadaire, à doses progressives de 0,15 centigr. à 0,75 centigr., au cours de la période secondaire. Cet auteur trouve que le traitement avait été insuffisant dans la plupart de ces cas et il émet l'idée, très discutable en vérité, que si cette même dose insuffisante avait été apportée à l'organisme, non plus par voie veineuse, mais par voie sous-cutanée ou musculaire, les mécomptes nerveux ne seraient pas survenus ou, du moins, on ne les aurait comptés qu'en proportion beaucoup plus rare. On a, en effet, essayé de démontrer par de nombreuses expériences, basées sur l'élimination de l'arsenic non seulement par la voie urinaire, ce qui était insuffisant, mais par tous les viscères et par la peau, que l'action du novarsénobenzol est moins prolongée en raison de l'élimination rapide des solutions injectées dans les veines; l'injection intramusculaire aurait plus d'efficacité.

En dehors de la plus ou moins grande fixation de l'arsenic sur les viscères, un auteur allemand, Dorn, a trouvé que l'injection intramusculaire provoque dans le sang une hyperleucocytose qui peut durer trois jours, tandis qu'elle ne durerait que quelques heures après l'injection intraveineuse. De même, un auteur anglais, Harrison, admet que l'injection veineuse a des effets moins toniques et des réactions beaucoup plus violentes. A ce point de vue, il est certain que l'injection intramusculaire, en permettant une absorption plus lente du novarsénobenzol, offre l'avantage de tempérer tous les accidents anaphylactoïdes immédiats, tels que crises nitritoïdes ou crises syncopales, que l'on observe avec les injections intraveineuses. Balzer, qui a traité des milliers de malades, a observé très rarement des signes généraux d'intoxication légère, tels que vomissements ou diarrhée, et il n'a pas hésité, plusieurs fois, à injecter du novarsénobenzol à des malades qui présentaient des affections viscérales contre-indiquant l'emploi de l'arsenic. Nos observations XV et XXII nous fortifient dans cette idée qu'on ne doit pas abandonner l'emploi des arsenicaux chez un malade qui a présenté une réaction violente, telle qu'une crise nitritoïde, à la suite d'une injection intraveineuse, sans avoir auparavant essayé la voie intramusculaire.

Enfin, un autre avantage de la voie intramusculaire réside dans la question pratique. Il existe des personnes chez qui il est très difficile de trouver une veine pour pratiquer l'injection. Ces cas sont très rares, c'est entendu, mais ils existent. Doit-on, pour cette raison, abandonner l'emploi des arsenicaux? Evidemment non. Et quels sont les praticiens qui n'ont pas éprouvé de difficultés telles que leur patience même a pu en être lassée quand il s'est agi de traiter un petit hérédo-syphilitique? Nous pensons que, ici encore, c'est une indication pour la piqûre intramusculaire, et l'expérience montre que l'on obtient d'excellents résultats, d'autant plus qu'il est arrivé que l'injection intraveineuse soit suivie d'un état syncopal, toujours grave chez un nourrisson.

Néanmoins, les injections intraveineuses sont préférées par les malades : d'abord parce qu'une injection bien faite ne laisse pas de traces; ensuite parce que, permettant l'emploi de doses plus élevées, elle évite au malade l'ennui d'un trop grand nombre de piqûres; il vaut mieux, en effet, ne pas dépasser une dose de 0,50 centigr. en injection musculaire, de crainte d'amener une nécrose des tissus. C'est un gros inconvénient surtout pour le traitement de la syphilis primaire où, comme nous le disions, il vaut mieux attaquer le tréponème par des vagues d'assaut croissantes ayant un effet prompt et énergique.

CHAPITRE VI

CONCLUSIONS

La méthode des injections intramusculaires de novarsénobenzol à doses fractionnées, dans le traitement de la syphilis acquise ou héréditaire, est utile, car elle est d'une efficacité certaine, le blanchiment de l'organisme ayant été obtenu dans tous les cas où le malade a pu supporter l'arsenic.

Elle est avantageuse par son innocuité plus grande, puisque plusieurs malades ont pu continuer à bénéficier des arsenicaux alors que les réactions violentes qu'ils présentaient avec les injections classiques intraveineuses en contre-indiquaient l'emploi.

Néanmoins, comme elle n'offre pas sur la méthode classique des avantages suffisamment marqués, que maintes fois elle nous a paru moins rapide dans ses résultats, et que, d'autre part, elle nécessite un grand nombre d'injections, on ne doit pas la considérer comme une méthode systématique appelée à faire passer au second plan celle des injections intraveineuses à doses massives progressivement croissantes, mais plutôt comme une méthode destinée simplement à la remplacer avantageusement lorsque, pour une cause ou pour une autre, la méthode classique sera impossible à pratiquer.

BIBLIOGRAPHIE

ABELIN. — L'élimination du salvarsan par l'urine (*Münch. Med. Woch.*, 1911, n° 33).

AZÉMAR. — *Thèse* de Toulouse, 1918.

BALZER. — Traité des maladies vénériennes, 1920.

BALZER et BEAUXIS-LAGRAVE. — (*Bulletin et Mémoires de la Société médicale des Hôpitaux de Paris*, 1917.)

BONNET. — Article du *Lyon Médical*, 1912.

DORN. — (*Arch. für Dermat.*, Bd III, page 263, 1912.)

FABRE. — Article sur l'hérédo-syphilis et son traitement, dans *Lyon Médical*, 1912.

GIBSON. — (*The Brit. Med. Journal*, n° du 24 janv. 1920, page 114.)

HARRISSON, WHITE et MILLS. — (*The Brit. Med. Journal*, n° du 5 mai 1917, page 569.)

HUTINEL et STÉVENIN. — (*Archives de Médecine des Enfants*, t. XXIII, n°° 1, 2, 3, 4.)

KERSTEN. — Injections intramusculaires de neosalvarsan (*Münch. Med. Wochenschrift*, 1914, n° 21, S. 1172).

LABBÉ et GENDRON. — Traitement de la syphilis par les doses faibles (*Presse Méd.* du 7 déc. 1916).

LEREDDE. — (*Bulletin de la Soc. franç. de Dermatologie et Syphiligraphie*, 1919.)
   — Société de Médecine de Paris (*Compte rendu*, 1920:.

Lévy-Bing et Gerbay. — (*Annales des maladies vénériennes,* n° 9, 1919.)

Longueval. — *Thèse* de Lille, 1920.

Massia et Gaté. — Accidents cutanés dus au novarsénobenzol (*Journal de Médecine de Lyon* du 5 octobre 1920).

Milian. — Syphilis nerveuse et son traitement (*Revue neurologique,* séance du 9-10 juillet 1920).

Minet. — (*Bulletin de la Soc. Médicale des Hôpitaux,* 1920.)

Poulard. — Injections sous-cutanées de novarsénobenzol (*Presse Médicale* du 9 juin 1920).

Sicard. — Syphilis nerveuse et son traitement (*Revue neurologique,* séance du 9-10 juillet 1920).

Simon. — (*Journal de Médecine et Chirurgie pratiques,* n° du 10 mars 1919.)

Takahashi. — (*Archives de Dermatologie,* 1914, page 340.)

Wolhein. — (*New-York Med. Journal,* 1912, page 175.)

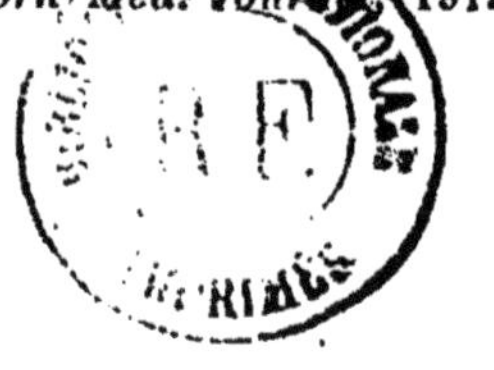

TABLE DES MATIÈRES

IMPRIMERIE GÉNÉRALE X. PERROUX ET FILS, MACON